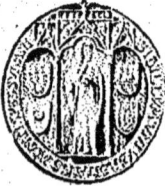

Dr Marie GRIGOROVITCH

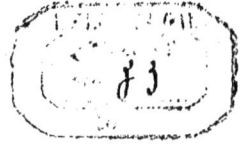

Manifestations

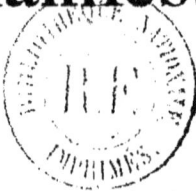

rhumatismales

chez les Tuberculeux

Montpellier
G. Firmin, Montane & Sicardi

MANIFESTATIONS

RHUMATISMALES

CHEZ LES TUBERCULEUX

PAR

Mlle Marie GRIGOROVITCH

DOCTEUR EN MÉDECINE

MONTPELLIER

IMPRIMERIE Gustave FIRMIN, MONTANE et SICARDI

Rue Ferdinand-Fabre et Quai du Verdanson

—

1907

PERSONNEL DE LA FACULTÉ

MM. MAIRET (✻) . . . . Doyen
SARDA . . . . Assesseur

Professeurs

Clinique médicale	MM. GRASSET (✻).
Clinique chirurgicale	TEDENAT.
Thérapeutique et matière médicale. . . .	HAMELIN (✻)
Clinique médicale	CARRIEU.
Clinique des maladies mentales et nerv.	MAIRET (✻).
Physique médicale.	IMBERT.
Botanique et hist. nat. méd.	GRANEL.
Clinique chirurgicale.	FORGUE (✻).
Clinique ophtalmologique.	TRUC (✻).
Chimie médicale.	VILLE.
Physiologie.	HEDON.
Histologie	VIALLETON.
Pathologie interne	DUCAMP.
Anatomie.	GILIS.
Opérations et appareils	ESTOR.
Microbiologie	RODET.
Médecine légale et toxicologie	SARDA.
Clinique des maladies des enfants	BAUMEL.
Anatomie pathologique.	BOSC.
Hygiène.	BERTIN-SANS
Clinique obstétricale.	VALLOIS.

Professeurs adjoints : MM. RAUZIER, DE ROUVILLE
Doyen honoraire : M. VIALLETON.
Professeurs honoraires :
MM. E. BERTIN-SANS (✻), GRYNFELT
M. H. GOT, Secrétaire honoraire

Chargés de Cours complémentaires

Clinique ann. des mal. syphil. et cutanées	MM. VEDEL, agrégé.
Clinique annexe des mal. des vieillards. .	RAUZIER, prof. adjoint
Pathologie externe	SOUBEIRAN, agrégé
Pathologie générale	N...
Clinique gynécologique.	DE ROUVILLE, prof. adj.
Accouchements.	PUECH, agrégé lib.
Clinique des maladies des voies urinaires	JEANBRAU, agr.
Clinique d'oto-rhino-laryngologie	MOURET, agr. libre.

Agrégés en exercice

MM. GALAVIELLE	MM. JEANBRAU	MM. GAGNIÈRE
RAYMOND (✻)	POUJOL	GRYNFELTT Ed.
VIRES	SOUBEIRAN	LAPEYRE
VEDEL	GUERIN	

M. IZARD, secrétaire.

Examinateurs de la Thèse

MM. CARRIEU, président.	MM. VEDEL, agrégé.
TÉDENAT, professeur.	SOUBEIRAN, agrégé.

A MON PÈRE ET A MA MÈRE

MEIS ET AMICIS

M. GRIGOROVITCH.

A MON PRÉSIDENT DE THÈSE

Monsieur LE DOCTEUR CARRIEU

PROFESSEUR DE CLINIQUE MÉDICALE

M. GRIGOROVITCH.

AVANT-PROPOS

Au début de notre modeste travail, nous adressons à tous nos Maîtres de Faculté et des Hôpitaux l'expression de notre vive reconnaissance pour l'enseignement que nous avons reçu d'eux.

Nous prions Monsieur le professeur Carrieu d'accepter l'hommage de toute notre gratitude pour le grand honneur qu'il nous fait en acceptant la présidence de notre thèse inaugurale. Nous n'oublierons certes point ses leçons pleines d'intérêt et ses causeries si instructives auprès des malades.

Nous avons à remercier également Monsieur le professeur Vedel, auquel nous devons l'idée première de cette étude, Monsieur le professeur Tédenat, Monsieur le professeur agrégé Soubeiran d'avoir bien voulu faire partie du jury de notre thèse ; c'est là une nouvelle preuve de leur bienveillance à notre égard.

Messieurs les professeurs Mairet, Grasset, Vialleton, Gilis, Estor ; Messieurs les professeurs agrégés Guérin-Valmale, Vires, Madame Gaussel et Monsieur le Docteur Bousquet, nous permettront de leur offrir le témoignage de notre profonde gratitude.

MANIFESTATIONS
RHUMATISMALES
CHEZ LES TUBERCULEUX

CHAPITRE PREMIER

INTRODUCTION ET HISTORIQUE

En 1897, au deuxième congrès de chirurgie, Poncet exposa pour la première fois sa doctrine du rhumatisme tuberculeux. Pour cet auteur, la plupart des accidents articulaires observés chez les tuberculeux, arthralgie, arthrite noueuse ou déformante, sèche, séreuse ou à graines riziformes sont de nature tuberculeuse. Dès cette communication, les publications sur le rhumatisme tuberculeux se sont succédé surtout à Lyon.

Dans l'année 1897, on note une thèse de Barjon sur le syndrome rhumatismal chronique déformant ; une autre, de Drevet sur la polyarthrite tuberculeuse déformante, et enfin la communication de Bérard et Destot, faite également au deuxième congrès de chirurgie, sur l'anatomie pathologique du rhumatisme tuberculeux.

La conception de Poncet est nouvelle et révolutionnaire.

en ce sens qu'elle attribue la cause des arthralgies chez les tuberculeux au bacille de Koch lui-même, ou à ses toxines. Jusqu'à Poncet, de nombreux auteurs avaient signalé la co-existence de la tuberculose et du rhumatisme, sans établir entre eux aucune relation étiologique.

Dès 1817, Brugière, dans sa thèse inaugurale, fait remarquer que le rhumatisme, soit aigu, soit chronique, peut se compliquer d'affections scrofuleuses.

Bonnet, en 1845, dans son traité sur les articulations, mentionna la fréquence des manifestations rhumatismales chez les sujets atteints de diathèse tuberculeuse.

Cette coïncidence est ensuite remarquée par Charcot (1813-1866), et par une foule d'auteurs : Fuller, Trousseau, Peter, Guéneau de Mussy, Cornil, etc.

A Bouchard revient le mérite d'avoir démembré le groupe trop hétérogène du rhumatisme.

Il a montré qu'à côté de la forme classique du rhumatisme, soit aigu, soit chronique, on rencontre en clinique des déterminations articulaires, symptômes secondaires des maladies bien connues : scarlatine, blennorrhagie, variole, etc., qui doivent être distraits du rhumatisme proprement dit, et considérés comme des pseudo-rhumatismes infectieux. Il en est du mot « rhumatisme » comme des mots « purpura et ictère » : tantôt ils désignent seulement des symptômes, fluxion surtout articulaire, taches cutanées hémorragiques, coloration jaune de la peau. Ces symptômes peuvent se rencontrer au cours d'un très grand nombre de maladies, à titre d'accident secondaire. La scarlatine, par exemple, dont les signes caractéristiques sont : l'éruption, l'angine, etc., peut présenter des fluxions articulaires. Mais, d'autre part, les mots : rhumatisme, purpura, ictère, etc., servent à désigner des maladies de cause encore discutée, dans lesquelles fluxion articulaire, taches purpuriques, coloration de la peau, sont le symptôme capital.

Dans le cadre de ces dernières maladies, entrent le rhumatisme articulaire aigu et le rhumatisme chronique.

Les affections dans lesquelles la fluxion articulaire est le symptôme secondaire, s'appelleront donc pseudo-rhumatisme infectieux.

Telle est la conception de Bouchard, acceptée par tout le monde à l'heure actuelle. Partant de cette donnée, Poncet a affirmé qu'à côté du pseudo-rhumatisme infectieux de la scarlatine, de la blennorrhagie, de la variole, il existait un pseudo-rhumatisme de cause tuberculeuse, et que ce pseudo-rhumatisme était d'une fréquence extrême.

Le bacille de Koch, directement ou indirectement, réalise d'une façon exceptionnelle un pseudo-rhumatisme aigu, mais très habituellement le pseudo-rhumatisme chronique.

Comme ce dernier se manifeste, non seulement par des troubles articulaires, mais encore par des douleurs variées, musculaires, osseuses, nerveuses, et des lésions de sclérose diverse, les élèves de Poncet ont développé et élargi sa conception. Par analogie, ils ont attribué à la tuberculose une foule de lésions rhumatismales chroniques abarticulaires.

Nous avons eu successivement : le pied plat tuberculeux, la rétraction de l'aponévrose palmaire tuberculeuse, les polynévrites tuberculeuses, les frottements sous-scapulaires tuberculeux, les complications oculaires, auriculaires du rhumatisme tuberculeux, la chorée tuberculeuse, etc., etc.

L'extension de la conception de Poncet a été telle que chaque année, paraissent à Lyon, un grand nombre de thèses sur la nature tuberculeuse, encore insoupçonnée, d'affections extrêmement variées. Dans l'année 1905-1906 il n'y a pas eu à Lyon moins de 12 thèses sur ce sujet, tandis qu'on n'en compte aucune à la Faculté de Paris.

A voir une telle quantité d'affections tuberculeuses à Lyon et si peu ailleurs, on peut se demander si les Lyonnais n'exagèrent pas le rôle de la tuberculose, ou si les autres ne le méconnaissent pas. Essayer de préciser l'importance et la nature du rhumatisme tuberculeux, tel sera le but de notre travail.

Disons, par avance, que nous essaierons de démontrer combien la conception de Poncet et surtout de ses élèves nous semble excessive. Il y a évidemment des relations entre la tuberculose et certaines manifestations rhumatismales, mais l'étiologie de ces dernières n'est pas si directe que le croient les Lyonnais. Leur exagération du rôle de la tuberculose est une conséquence fatale de leur doctrine de la tuberculose inflammatoire. La croyance en une bacillose atténuée, sans caractéristique anatomo-pathologique, sans critérium expérimental, doit évidemment les conduire à faire entrer dans le cadre de la tuberculose, toutes les lésions scléreuses, banales ou inconnues : il est même étonnant qu'on n'ait pas encore affirmé que le rhumatisme chronique, dont la cause nous échappe, est toujours de nature tuberculeuse, ainsi que les diverses actions qui s'en rapprochent.

Nous allons donc essayer de préciser la question théorique de la tuberculose inflammatoire, et ensuite par la critique d'observations, soit personnelles, soit empruntées, démontrer que souvent tuberculose et rhumatisme peuvent coexister sans que l'une soit cause de l'autre.

CHAPITRE II

LÉSIONS DU RHUMATISME TUBERCULEUX

Poncet base son affirmation de la nature tuberculeuse de certaines manifestations rhumatismales, sur deux ordres d'arguments.

1° Les uns empruntés au laboratoire (examen microscopique, recherche des bacilles, inoculation) ;

2° Les autres, plus importants, empruntés à la clinique (coexistence de deux affections, résistance au salicylate, etc.).

Dans certains cas, la nature d'une lésion peut se diagnostiquer facilement et constamment par l'examen anatomo-pathologique.

C'est le seul criterium pour le cancer, par exemple : c'est un des meilleurs pour la tuberculose banale, avec réaction spécifique, follicules et cellules géantes. Puisque, à côté de la tumeur blanche à lésions bacillaires spécifiques, il existe d'autres arthrites tuberculeuses, ces dernières ont-elles des caractères particuliers qui les distinguent des tumeurs blanches et les font reconnaître à coup sûr de lésions non tuberculeuses. Pour les Lyonnais « le follicule n'est que l'expression la plus haute, la plus différenciée et non exclusive des réactions complexes du bacille de Koch, dont le terme inférieur le moins connu de la série, peut-être le plus fréquent, est l'inflammation simple courante. » Cette conception de la tuberculose inflammatoire est extrêmement vaste et intéressante puisque, admise, elle explique la pathogénie d'un nombre immense d'affections. Voici comment la conçoivent les Lyonnais, et en particulier, Dor, qui a rédigé une note pour la communication de Poncet à l'Académie de médecine, en 1906.

Les lésions de la tuberculose inflammatoire ne se distinguent en rien des inflammations banales ; elles sont caractérisées par la vascularisation anormale des cartilages, des tissus fibreux, du tissu adipeux et de tous les tissus avasculaires ; enfin, par l'endo et la périvascularite des vaisseaux néoformés, et quelquefois par l'apparition des nodules et de cellules géantes.

En somme, rien de caractéristique : cette hyperplasie est d'ordre banal. De petites cellules embryonnaires forment un manchon au capillaire (périvascularite) ; d'autres fois, elles prolifèrent à son intérieur et l'oblitèrent entièrement. Le processus de périvascularite ne se produit pas partout avec une égale intensité : s'il est plus marqué en certains points il peut constituer des ébauches de nodules tuberculiformes. Parfois « les lésions ne sont pas seulement de l'inflammation » banale, et en examinant un grand nombre de coupes, on » finit néanmoins par observer exceptionnellement des cellu- » les géantes non douteuses. »

Il y aurait donc, comme il est naturel de l'admettre, des formes de transition entre la tuberculose à lésion nettement spécifique et la tuberculose inflammatoire. Elles constitueraient deux modes différents de réaction des tissus à l'invasion bacillaire. Si la résistance de l'organisme est grande ou la virulence du bacille atténuée, les cellules géantes et les follicules ne se formeront pas, les tissus pouvant se défendre par une réaction banale. Certains points de la région lésée, en état de moindre résistance ou plus riches en bacilles, formeront des cellules géantes ; et ainsi de suite, par transition insensible, on arrive à la lésion nettement spécifique. Il ne faudrait pas croire que ce mode de réaction est spécial aux articulations.

La peau, en particulier dans certains cas d'érythème noueux de nature tuberculeuse, présente la même inflammation. Certains auteurs avaient déjà décrit des réactions non spécifiques, déterminées au sein des tissus par le bacille tuberculeux : Dieulafoy l'avait fait pour les amygdales, Berger et Bezançon pour les ganglions lymphatiques, Weill pour la rate, Gilbert et Bezançon pour le foie, Joussel pour le rein.

Les lésions scléreuses du pancréas de cause bacillaire, sont bien connues depuis la thèse de Carnot (1898).

Y a-t-il, dans toutes ces lésions, quelque chose de vraiment caractéristique et peut-on diagnostiquer sur des coupes, la tuberculose inflammatoire, comme on diagnostique le cancer ? Evidemment, non. En effet, dans le premier cas, où l'hyperplasie vasculaire se rencontre seule, sans cellules géantes, la question est résolue d'emblée, une toxine ou une infection quelconque pouvant réaliser le même processus. Comme le dit bien Dor : « Rien n'autorise à envisager, alors, la lésion comme histologiquement tuberculeuse. »

Les cellules géantes exceptionnelles, recherchées avec tant de soin, ne sont pas plus caractéristiques. Elles sont une présomption de tuberculose, mais peuvent se rencontrer sous l'influence de bien d'autres causes. Nous n'en voulons pour preuves que l'affirmation de Dor : « Il est certain que la cellule géante ne caractérise pas non plus ce processus tuberculeux d'une manière tellement exclusive que la seule présence d'une cellule puisse suffire à exclure tout autre processus. »

On ne pourra donc tirer aucune conclusion du seul examen anatomo-pathologique. La tuberculose inflammatoire

n'a pas de critérium histologique. Chaque fois qu'un ana-
tomo-pathologue affirmera la nature tuberculeuse d'une lésion, il ne pourra le faire, par le seul examen microscopique, et devra s'appuyer sur des considérations cliniques ou
expérimentales d'un autre ordre (inoculation, etc.).

Dor fait remarquer que l'on n'aurait jamais affirmé l'origine spécifique du tabes si l'on n'avait considéré comme
syphilitiques les lésions dans lesquelles on aurait trouvé le
spirochète comme agent pathogène et la gomme comme lésion histologique. Pour la tuberculose inflammatoire, il en
est de même : jamais on n'aurait admis la nature tuberculeuse de ces hyperplasies banales, si la clinique ne l'avait
affirmé. Les partisans du rhumatisme tuberculeux ne peuvent donc pas se baser sur des preuves anatomo-pathologi-
ques pour affirmer son existence.

Nous allons rechercher, dans le chapitre suivant, s'ils trou-
veront ces preuves nécessaires, en nous montrant que le rhumatisme tuberculeux a pour agent pathogène le bacille de
Koch ou ses toxines.

CHAPITRE III

PATHOGÉNIE

L'absence de spécificité des lésions anatomiques du rhumatisme tuberculeux, en particulier, et de toute tuberculose inflammatoire, en général, doit s'expliquer par une qualité spéciale du bacille pathogène ou par un mode d'action anormal. Aussi avant d'étudier le genre d'investigation microbiologique que nous pourrons appliquer à son diagnostic, sommes-nous obligée d'exposer les théories pathogéniques proposées pour expliquer le rhumatisme tuberculeux. Ce sont elles que nous allons tout d'abord exposer, étudier et critiquer.

Pour Poncet, la tuberculose inflammatoire peut être produite par trois mécanismes :

1° L'action des toxines diffusibles ;
2° L'action des toxines adhérentes ;
3° L'action directe du bacille.

L'action des toxines bacillaires diffusibles, des tuberculies, fut le premier mécanisme mis en avant ; c'est aussi celui qui se présente le premier à l'esprit, c'est en même temps le plus probable et celui qui cadre le mieux avec les faits cliniques et les constatations anatomiques. Certaines preuves expérimentales apportent un sérieux appui à sa vraisemblance ; des injections à petites doses répétées de tuberculine produisent, par exemple, des réactions fibreuses plus ou moins diffuses, rappelant d'assez près les lésions anatomiques constatées dans les cas de rhumatisme tuberculeux.

Mais cette expérience n'est pas à l'abri de toute critique. Arloing et Bancel (*Journal de Physiologie et de Pathologie générale*, mai 1904), ont montré qu'on ne pouvait comparer les toxines sécrétées par le bacille de Koch, cultivé sur milieux artificiels, avec ceux qu'il produit sur les milieux vivants et que, par exemple, l'action toxique du sérum sanguin des tuberculeux comme celui de toutes leurs humeurs, n'était pas du tout superposable aux effets obtenus avec la tuberculine artificielle. Un autre procédé expérimental, se rapprochant davantage des circonstances cliniques ordinaires échappe à ce genre d'objection ; c'est celui qui a été employé par Ramond et Hulot (Société de biologie, octobre 1900), qui ont expérimenté avec des sacs de collodion. Ici, nous nous trouvons en présence d'un foyer de tuberculose locale, dont les bacilles sécrètent les toxines ordinaires et peuvent les déverser dans le torrent circulatoire, sans y passer eux-mêmes. Ces auteurs obtinrent ainsi des lésions congestives et des réactions fibreuses éparses dans divers organes, notamment dans le rein. Malgré toute son importance et la rigueur avec lequel elles ont été menées, les expériences de Ramond et Hulot ont, elles aussi, été critiquées. Korcynski, par exemple, se demande si les poisons diffusibles aussi répandus dans tout l'organisme, agissent bien par eux-mêmes et non pas en favorisant l'action d'autres microbes ou d'autres produits solubles, et il apporte quelques observations à l'appui de sa théorie, un certain nombre de remarques. Les toxines tuberculeuses agissent surtout en favorisant la pullulation des staphylocoques, des streptocoques et des colibacilles, puisque des milieux additionnés de tuber-

culine sont pour ces divers microorganismes des milieux
plus favorables que les milieux ordinaires et que la virulence des agents microbiens ainsi cultivés est considérable-
ment augmentée. Quoi qu'il faille penser de l'objection de
Korcynski, que la tuberculine agisse par elle-même ou bien
en augmentant la virulence des microorganismes d'infections
secondaires, si nombreux chez les tuberculeux surtout aux
dernières périodes, il n'en demeure pas moins acquis que
les poisons diffusibles du bacille de Koch peuvent provoquer
des réactions banales de sclérose.

C'est là un point des plus importants et nous verrons que
c'est par ce seul mécanisme que peut s'expliquer, s'il existe,
le rhumatisme tuberculeux. Comme nous allons le voir, les
deux autres théories pathogéniques mises en avant par Poncet sont loin de mériter la même considération.

L'hypothèse qui tend à expliquer la production des lésions
de la tuberculose inflammatoire par l'intervention des poisons adhérents, a été suggérée à Poncet par les travaux
d'Auclair, qui, le premier, les étudia en détail. On sait que
cet auteur est parvenu à isoler du bacille tuberculeux des
matières cireuses, dont l'injection dans les tissus produit les
altérations anatomiques spécifiques de la tuberculose ; il a
ainsi fabriqué un extrait éthéré ou éthéro-bacilline, dont
l'action est caséifiante, et un extrait chloroformé ou chloroformo-bacilline, dont l'injection est sclérosante. Ce serait
surtout ce dernier qui par ses propriétés sclérogènes, parai-
trait à Poncet susceptible d'expliquer le rhumatisme tuberculeux. Mais l'auteur lyonnais ne se fait pas illusion, et c'est
en quelque sorte lui-même qui fait la critique de son hypothèse, qu'il n'émet, d'ailleurs, qu'avec les plus grandes réser-
ves. Tout d'abord, il est un premier fait qui cadre mal avec
ses théories : c'est que les toxines d'Auclair, alors même

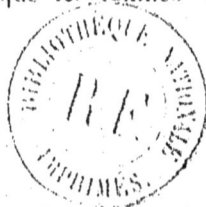

2

qu'elles sont injectées seules dans le sein des tissus, provoquent une réaction spécifique ; la chloroformo-bacilline, notamment, donne naissance à une « sclérose avec cellules géantes, à une sclérose spécifique », et Poncet, pour essayer de concilier cette constatation avec la non-spécificité des lésions du rhumatisme tuberculeux, en particulier, et de la tuberculose inflammatoire, en général, doit invoquer la peine que l'on a parfois pour mettre en évidence l'élément caractéristique. Il rappelle aussi que chloroformo-bacilline et éthéro-bacilline ne sont pas les seuls poisons adhérents : qu'il en est d'autres qui sont encore fixés au corps bacillaire, après l'action de l'éther et du chloroforme. Par leur existence s'explique ce fait également établi par Auclair : c'est que l'injection de bacilles complètement dégraissés produit des lésions non spécifiques. Mais même ce poison non encore isolé et à action banale ne saurait être rendu responsable du rhumatisme tuberculeux. En effet, il est par définition adhérent, si adhérent que les dégraissages à l'éther dans le chloroforme ne parviennent pas à en débarrasser le corps du bacille, si bien qu'on ne peut invoquer son action que dans les lésions où le bacille se retrouve ; ce n'est pas le cas du rhumatisme tuberculeux, puisque nous dit Poncet : « Ici comme dans les autres manifestations de la tuberculose inflammatoire, le bacille n'a été que très rarement rencontré... ce n'est qu'exceptionnellement que les exsudats retirés des articulations ont tuberculisé le cobaye (Dor) ».

Reste enfin le troisième mécanisme, qui au dire de Poncet, pourrait intervenir dans la pathogénie de la tuberculose inflammatoire : l'action directe du bacille. Arloing, nous dit-il, a obtenu par des procédés spéciaux de culture une espèce de bacille de Koch qui ne crée dans les tissus que des lésions banales et qui sont incapables de tuberculiser les animaux

par injections sous-cutanées, à l'exception pourtant du veau
pour lequel, au contraire, leur virulence est augmentée. Mais
ce mode d'explication pathogénique de la tuberculose inflammatoire est passible des mêmes objections que le précédent,
et il faudrait, pour en établir la réalité, montrer au sein de
ces lésions banales, l'existence de bacilles tuberculeux plus
ou moins différenciés. Même pour établir de façon incontes-
table que c'est l'espèce spéciale décrite par Arloing qui est
en cause, il faudrait nous montrer qu'ils possèdent bien les
caractères que cet auteur leur assigne, et notamment la
grande virulence pour le veau s'opposant à l'innocuité rela-
tive pour les autres animaux.

Nous venons donc de passer successivement en revue les
diverses explications pathogéniques que Poncet propose des
diverses manifestations de la tuberculose inflammatoire,
nous les avons critiquées et avons notamment montré que
les deux dernières sont en contradiction absolue avec les
constatations ordinaires faites dans les lésions du rhumatisme tuberculeux, puisque l'une et l'autre supposent la
présence du bacille que l'examen direct et la méthode des
inoculations n'a révélé, de l'aveu même de Poncet, que dans
un petit nombre de cas. Seule, l'action des toxines diffusibles
cadre parfaitement avec les faits cliniques et satisferait
complètement l'esprit si la preuve de sa réalité était fournie
par les auteurs qui l'ont mise en avant.

Malheureusement cette preuve n'a pas été faite. A la vérité
ni Poncet, ni ses élèves ne l'ont recherchée avec soin ; forts
des arguments cliniques qu'ils apportaient, ils ne se sont
pas soucié d'établir l'existence réelle du rhumatisme tuberculeux, et de tous les divers exposés pathogéniques qu'ils ont
faits et que nous venons de rapporter, ils ne tirent qu'une
conclusion : « Avec le bacille de Koch, il est expérimentale-

ment possible d'obtenir des inflammations simples à marche
aiguë ou chronique, se terminant par résolution ou par cir-
rhose indéterminée ». De ce qu'un processus pathogénique
est expérimentalement réalisable, il ne s'ensuit pas qu'il soit
cliniquement réel, ni à plus forte raison qu'il soit le seul que
l'on doive admettre.

Poncet a donc laissé bactériologiquement la question en-
tière, à nous d'examiner si les méthodes bactériologiques
sont susceptibles de nous apporter la preuve de la nature
tuberculeuse des manifestations rhumatismales survenant
chez les tuberculeux.

Il en est tout d'abord quelques-unes qui, dans l'occurrence,
sont inapplicables : ce sont celles qui sont basées sur la recherche du corps bacillaire lui-même. C'est ainsi que les
divers procédés de bactérioscopie directe ou indirecte (méthodes de Bezançon, Griffon et Philibert, de Joussel, de
Lésiéni, de Lœper et Louste, de Nathan Larrier et Berge-
rai), ne nous seront d'aucune utilité puisque le bacille ne se
trouve pas dans les lésions du rhumatisme tuberculeux. De
même, pour les procédés de culture sur milieux spéciaux
(sg. gélose), et ceux d'inoculation même très sensibles comme
celui de Nocard, qui, d'ailleurs, sont restés sans résultat
entre les mains de Dor. Le séro-diagnostic d'Arloing et
Courmont ne peut, lui aussi, donner que des résultats con-
testables puisque, à supposer que sa valeur soit bien réelle,
il nous montrerait seulement que le sujet est ou n'est pas
tuberculeux, sans nous renseigner exactement sur le siège
de la lésion et, en présence d'un sujet rhumatisant à aggluti-
nation positive, nous serions toujours en droit de penser que
ce résultat positif nous révèle la présence de quelques tuber-
cules latents, évoluant au poumon ou ailleurs, et qu'il n'a
aucune relation avec les accidents rhumatismaux.

Reste enfin le cyto-diagnostic, d'après la méthode de Widal et Ravaut ; on sait combien sont précieuses ses indications dans les cas des épanchements pleuraux péricardiques, péritonéaux et vaginaux. Aussi Widal et Ravaut, Griffon, Dopter et Tanton l'ont-ils appliqué au rhumatisme tuberculeux. Ils ont trouvé, tantôt une lymphocytose pure, tantôt un mélange de lymphocytes et de polynucléaires. Malheureusement, cette méthode ne peut s'appliquer qu'aux cas avec épanchement et, d'autre part, ses résultats ne sont pas aussi probants qu'on serait au premier abord tenté de le croire. En effet, on a signalé la présence de lymphocytes dans le liquide synovial de quelques hydarthroses traumatiques et des hydarthroses tabétiques.

Ainsi, nous venons de montrer que des diverses méthodes de diagnostic que le laboratoire met à notre disposition, la plupart sont inutilisables et que le cyto-diagnostic, qui encore n'est pas applicable à tous les cas, ne nous a donné que des renseignements incertains. L'anatomie pathologique, la bactériologie sont donc impuissantes à nous donner la preuve que le rhumatisme des tuberculeux est réellement d'origine bacillaire ; voyons quelle sera la réponse de la clinique dont les arguments doivent être plus importants, puisque c'est d'elle que Poncet est parti pour édifier sa théorie.

CHAPITRE IV

ETUDE CLINIQUE

A. — Observations

OBSERVATION PREMIÈRE

A... Victor, 36 ans, typographe. Salle Combal, numéro 30. Le malade entre à l'hôpital le 17 avril 1907 pour faiblesse générale et douleurs rhumatismales.

Antécédents personnels. — A. V. a eu la rougeole dans la première enfance. A l'âge de 8 ans, il a eu une fièvre typhoïde sans complications, qui a duré un mois environ. A l'âge de 18 ans, rhumatisme articulaire aigu nettement caractérisé et très grave. La maladie a débuté par de la fièvre, du malaise général, et en quelques jours toutes les articulations ont été douloureuses, tuméfiées, empêchant le malade de faire le moindre mouvement. Pas de complication cardiaque (ou tout au moins il n'en reste pas de traces), mais pneumonie rhumatismale, à droite, avec crachats rouges. Le malade reste en tout 67 jours au lit.

Ethylisme très marqué depuis l'âge de 18 ans : le malade, alternativement typographe et garçon de café, boit de 5 à 8 absinthes par jour, 3 ou 4 petits verres de rhum et 2 litres de vin. Cet alcoolisme ne se manifeste que par des troubles gastriques peu accentués, une pituite matutinale assez fréquente.

Antécédents héréditaires. — La mère du malade (suspecte de bacillose, elle tousse et crache) est aussi rhumatisante.

Douleur aux doigts et aux genoux, aux tibio-tarsiennes ; elle peut mouvoir difficilement ces articulations, ses mains sont déformées.

Père mort cardiaque.

Histoire de la maladie. — Depuis l'âge de 18 ans, le malade s'enrhumait chaque hiver.

A 32 ans, il reste 18 jours à l'hôpital pour toux et expectoration. .

A 33 ans (1903), il présente à cinq ou six reprises des hémoptysies très abondantes au milieu d'efforts de toux ; il crache à pleine bouche du sang rouge spumeux, en quantité assez abondante, un demi-crachoir environ. Ces hémoptysies durent environ deux ou trois mois, le malade rendant chaque jour quelques filets de sang.

Décembre 1906. — Vers la fin de décembre 1906, réapparaissent les douleurs rhumatismales. La tibio-tarsienne gauche s'enfle, devient douloureuse et empêche le malade de marcher. Peu à peu, la douleur gagne les coudes, les poignets, l'articulation phalango-phalangienne des doigts. Le gonflement est peu marqué, mais la douleur est très vive.

Fièvre passagère très peu intense.

Localement on ordonne des frictions au salicylate de méthyle et au chloroforme ; par la bouche du pyramidon, du salicylate de soude, de l'aspirine avec un égal insuccès.

Les douleurs articulaires s'amendent peu à peu.

Mars 1907. — Le malade se plaint de douleurs très vives dans les deux membres inférieurs.

A l'inspection on note des varicosités très marquées, occupant les deux jambes. Les tibio-tarsiennes sont légèrement rouges et œdématiées. Elles sont moins douloureuses qu'au mois de décembre : le malade peut remuer le pied, mais au contraire la douleur provoquée par compression le long du tibia est extrêmement vive. Elle se perçoit tout le long de la face interne de cet os, et particulièrement à l'épiphyse.

Aux avant-bras, troubles identiques : les radio-carpiennes sont mobiles, mais la douleur est extrêmement vive à la pression des épiphyses radiale et cubitale.

Réflexes vives, sensibilité normale.

Appareil pulmonaire : douleur localisée à la partie antérieure gauche du thorax, durant depuis 10 ans.

Pas de dyspnée.

Toux non quinteuse, assez fréquente, surtout nocturne.

Expectoration peu abondante, crachats vert et jaune.

Sommet droit : En avant, submatité occupant la moitié supérieure ; respiration rude, quelques craquements humides. En arrière, matité s'étendant jusqu'au milieu du poumon ; respiration rude, expiration prolongée et soufflante.

Sommet gauche : En avant, expiration soufflante et prolongée. En arrière, matité s'étendant jusqu'à moitié du poumon, souffle expiratoire, râles sous-crépitants, gargouillement à la toux.

Autres appareils normaux.

26 avril : Nouvelles poussées au niveau des tibio-tarsiennes ; elles sont tuméfiées, rouges.

Observation II.

M... D, 40 ans, entrée Salle Bichat, numéro 24, le 29 octobre 1906, pour douleurs généralisées.

Antécédents. — En 1902, douleurs gastriques indétermi-
nées. Sur les conseils de son médecin, la malade suit pendant trois ans le régime lacto-végétarien.

La malade, habitant en 1905 un rez-de-chaussée très humide, l'a quitté par prudence, mais sans avoir éprouvé de
douleurs rhumatismales.

Au début de 1906, pendant deux ou trois mois, elle a
exercé la profession de blanchisseuse.

Histoire de la maladie. — La malade, qui depuis le mois
de septembre 1906 souffrait de courbature généralisée et de
fièvre vespérale, voit son mal s'aggraver à la fin d'octobre.

Le faciès très amaigri, cachectique, elle se plaint de
douleurs généralisées aux membres, au thorax, à l'abdo-
men, à la face et surtout dans la région lombaire.

Le moindre mouvement est impossible ou arrache des
cris à la malade, si l'on mobilise ses articulations. Il en est
de même des os, des muscles de la peau, le simple contact
est très pénible.

Au genou gauche, on note un épanchement peu abondant
avec choc rotulien.

Langue sale, nausées, constipation depuis deux jours.
Température vespérale, 38°.

Appareil pulmonaire. — A gauche, quelques craquements
humides en avant.

A droite, respiration obscure en avant et légèrement soufflante en arrière.

Autres appareils normaux

Un purgatif a vite raison des troubles gastro-intesti-
naux et fait tomber la température ; mais les douleurs rhumatismales articulaires et abarticulaires généralisées persis-
tent : antipyrine, pyramidon, bleu de méthylène, etc. n'ont
aucune action sur elles.

15 janvier 1907. — Les douleurs se sont peu à peu amen-
dées ; la malade peut se lever et marcher, et ne présente
plus qu'une gêne légère dans les mouvements du genou gauche.

24 avril 1907. — Epreuve du vésicatoire.

Polynucléaires	78 %
Mononucléaires	6 %
Lymphocytes	14 %
Eosinophiles	2 %

L'augmentation très considérable des lymphocytes et le
petit nombre d'éosinophiles, sont la confirmation du diagnostic de bacillose pulmonaire au début.

Observation III

Salle Bichat, malade numéro 1.

M. A..., entrée le 7 juin 1906.

Antécédents héréditaires. — Mère rhumatisante ; père, frè-
res bien portants.

Antécédents personnels. — Convulsions dans le jeune âge,
migraines très fréquentes.

Réglée à 11 ans ; depuis pertes blanches, menstruations peu régulières et douloureuses. Adénite cervicale dans l'enfance.

Début de la maladie actuelle :

Il y a 11 ans, sans cause apparente, gonflement et douleurs dans les articulations de la jambe gauche. L'articulation du cou-de-pied a été prise la première, puis le genou et la hanche. Le gonflement après quelque temps diminue, mais la douleur persiste toujours. La malade ne se rappelle pas avoir eu de fièvre. Il y a 2 ans, séance d'électricité pendant 1 mois, avec amélioration.

En janvier 1906, également sans cause apparente, mêmes phénomènes (douleur et gonflement), dans la jambe droite.

Depuis, mêmes symptômes, mais atténués dans les membres supérieurs des articulations métacarpo-phalangiennes, poignet, coude, épaule, colonne vertébrale.

État actuel, 15 septembre 1906 :

La malade entre à l'hôpital à cause de douleurs et d'impotence fonctionnelle du membre inférieur droit. La malade a un peu de fièvre vespérale (37°5).

Membre inférieur gauche : Articulation du cou-de-pied et du genou déformées, les mouvements très limités et douloureux, genou gauche subluxé et ankylosé.

Membre inférieur droit : déformation de l'articulation du cou-de-pied et du genou ; craquement dans le genou droit, dont la douleur, soit au repos, soit en mouvement, est très vive.

Poignet gauche enflé et douloureux.

Trouble trophique marqué aux membres inférieurs ; la peau des articulations est lisse et blême.

A l'examen du cœur on trouve de la tachycardie, de l'arythmie. Le premier bruit est sourd, on entend un petit frottement.

Appareil respiratoire : la malade ne tousse pas ; à l'auscultation, on trouve, à droite, en avant, au sommet, de la submatité et de l'obscurité respiratoire ; en arrière, submatité et obscurité respiratoire à gauche.

On ne trouve rien aux bases.

Inappétence. Douleurs gastralgiques fréquentes. Constipation habituelle.

Urine d'apparence normale. Densité faible 1.012, urée 4 grammes, traces d'albumine.

Examen objectif : amaigrissement, teint pâle, pas de bouffissure de la face.

La malade a présenté des crises d'hystérie.

1er octobre. — Gonflement des membres inférieurs ; la malade souffre dans les jambes ; face antéro-externe ; cette douleur suit le trajet nerveux.

Séro d'Arloing positif.

17 octobre. — Forte migraine et langue sale.

La malade a de la fièvre, des céphalées et de l'abattement ; toujours très constipée.

Constatation de quelques taches rosées.

Le séro de Widal est négatif.

21 octobre. — Hémorragie intestinale qui a confirmé le diagnostic de fièvre typhoïde.

2 novembre. — La malade ne présente plus des douleurs dans les articulations, ni aux repos, ni aux mouvements, qui sont bien limités, surtout dans les articulations des coudes qui sont ankylosées, le coude droit à 150°, et le coude gauche à 135°.

Le genou droit est ankylosé à 160° et le gauche subluxé. Dans les cous-de-pied, les mouvements sont très limités.

6 novembre. — La malade guérie de la fièvre typhoïde quitte l'hôpital.

B. — Synthèse clinique

Telles sont les manifestations rhumatismales, au cours de la tuberculose, que nous avons pu recueillir dans le service de M. le Professeur Carrieu. Grâce à elles, et surtout aux études précises des Lyonnais, nous allons pouvoir exposer une rapide vue d'ensemble du rhumatisme et des affections analogues chez les tuberculeux. Le rhumatisme peut être aigu ou chronique. Lorsqu'il est aigu, il peut être ce que les Lyonnais appellent « rhumatisme tuberculeux primitif », c'est-à-dire apparaître d'emblée chez un malade, qui deviendra bientôt tuberculeux, ou présente déjà une séro-réaction d'Arloing positive. Aigu, le rhumatisme peut aussi apparaître au cours d'une tuberculose déjà en évolution. C'est le rhumatisme articulaire aigu secondaire des Lyonnais. La première observation de ce que certains considèrent le rhumatisme articulaire aigu primitif a été publiée par Bezançon à la Société médicale des Hôpitaux, sous le nom de Pseudo-rhumatisme tuberculeux.

Il s'agissait d'une jeune femme, dont la maladie débuta par une polyarthrite aiguë grave : au bout d'un mois, l'état s'aggrave et successivement apparaissent des signes d'endocardite, de méningite, de pleurésie, de péritonite. La malade succomba.

Dans sa thèse, Mazot a réuni une vingtaine d'observations de rhumatisme tuberculeux primitif. Les malades, au cours d'une bonne santé habituelle, sont pris de polyarthrite généralisée fébrile, avec parfois des complications habituelles du rhumatisme, épanchement pleurétique. Souvent cette phlegmasie résiste au salicylate. Mazot affirme l'existence de la tuberculose chez les malades, grâce au séro d'Arloing quelquefois positif (il néglige de dire si la séro-réaction a été recherchée systématiquement chez tous les malades). D'autres fois, le malade est considéré comme tuberculeux, parce qu'il présente « une respiration un peu obscure » ou « un peu de matité » au sommet. D'après la statistique de Mazot, 13 % des rhumatismes articulaires aigus seraient de cause tuberculeuse.

Le plus souvent, le rhumatisme prend une allure subaiguë. Il se manifeste par des poussées articulaires successives sans fièvre intense, et tantôt il se termine « progressivement en arthrites fongueuses suppurantes », c'est-à-dire tumeur blanche, tantôt il disparaît pour faire place tôt ou tard à la tuberculose d'un organe quelconque : poumon, testicule, intestin, etc., tantôt enfin il se termine en arthrite chronique.

On rencontre dans une proportion à peu près égale (chez 12 % d'après Mazot), des polyarthrites aiguës qui présentent les mêmes caractères cliniques que nous venons de décrire. Il existe parfois un véritable balancement entre la fluxion articulaire et les douleurs viscérales. Cette coexistence assez fréquente de bacillose et de rhumatisme aigu nous permet de remarquer, en passant, combien est inexacte l'ancienne doctrine de l'antagonisme entre la tuberculose et l'arthritisme. Il est possible que l'arthritisme imprime à la tuberculose une forme spéciale scléreuse, mais il ne l'empêche pas de se développer.

Cliniquement, les rhumatismes aigus peuvent présenter deux formes :

L'une à prédominance synoviale, hydropique, guérissant par récupération intégrale des fonctions ;

L'autre à prédominance périarticulaire et osseuse, sèche, plastique, ankylosante d'emblée (Poncet).

Avec Poncet, nous diviserons le rhumatisme chronique, chez les tuberculeux, en deux grandes formes :

1° La forme atrophique :

2° La forme hypertrophique.

Il est évident que dans les deux cas, les lésions peuvent être généralisées ou localisées à un petit nombre d'articulations.

a) *Forme atrophique.* — Dans certains cas, relativement rares, cette forme atrophique se manifeste seulement par une atrophie osseuse, une ostéoporose plus ou moins généralisée, ne produisant pas de déformation. Poncet rapporte l'observation d'une malade ayant présenté trois poussées de tuberculose pulmonaire, bien caractérisée, avec des hémoptysies, qui mourut à 44 ans, avec des cavernes dans les poumons. La malade qui avait souffert de plusieurs poussées de rhumatisme alternant avec sa tuberculose « ne présentait aucune déformation squelettique, sauf une scoliose dorsale inférieure ». L'examen des articulations montra des lésions cartilagineuses et osseuses. Le cartilage était extrêmement raréfié, parfois même il avait complètement disparu, laissant d'os à nu. Quant aux os, l'astragale, calcaneum, trochanter, corps vertébraux, ils présentaient des lacunes d'ostéoporose, avec une moelle infectieuse comparable à la moelle de la variole et de la fièvre typhoïde.

Mais le plus habituellement, cette atrophie ostéo-cartilagineuse provoque des déformations articulaires, et nous sommes en présence de la polyarthrite déformante classique. Par suite de l'atrophie et des soufflures de l'os, les ligaments et les muscles se rétractent, les surfaces articulaires perdent leurs rapports normaux, et nous voyons se former la main en coup de vent, le doigt en Z, etc.

Forme hypertrophique. — Inversement le rhumatisme chronique peut aussi se manifester par une hypertrophie osseuse ; tantôt il prendra la forme d'arthrite sèche, tantôt d'arthrite ankylosante.

L'arthrite sèche, chez les tuberculeux, est cliniquement et anatomiquement comparable à l'arthrite sèche banale. C'est le *morbus coxae seniles* se manifestant par une prolifération osseuse désordonnée, qui détruit la synoviale et gène les mouvements articulaires. Le cartilage végète lui aussi, produisant des enchondroses minuscules, irrégulières, nombreuses. Dans ce cas, plus qu'ailleurs, Poncet n'a pas pu trouver « d'éléments spécifiques tuberculeux, aussi bien dans la synoviale, dans la capsule, que dans le tissu osseux ».

Cette tendance à l'hypertrophie se manifeste encore à un plus haut degré dans l'arthrite ankylosante ; tantôt ce sont seulement la capsule et les ligaments qui subissent la dégénérescence fibreuse pour réunir fortement l'un à l'autre, les surfaces articulaires produisant ainsi une ankylose fibreuse. D'autres fois, l'os lui-même participe au processus hypertrophique ; les cartilages disparaissent et les extrémités articulaires osseuses s'envoient mutuellement des jetées d'os nouveau, qui les soudent et les réunissent.

Cette ankylose osseuse s'observe assez souvent à la hanche. Poncet a présenté à l'Académie de Médecine des reproductions de cette ankylose osseuse de la hanche, faisant du fémur et de l'os coxal un seul os continu.

Le type de ce genre le plus intéressant est l'union des diverses pièces de la colonne vertébrale, réalisant la spondylose rhizomélique de Marie.

Formes abarticulaires. — Voilà les formes cliniques du rhumatisme chez les tuberculeux, mais le rhumatisme abarticulaire n'est pas moins fréquent. Il frappe les os, les muscles, les nerfs périphériques.

Notre observation numéro 1 est un exemple de ce rhumatisme abarticulaire osseux. En même temps que des mani-

festations articulaires bien nettes au niveau des tibio-tarsiennes et des radio-carpiennes, le malade éprouve des douleurs extrêmement violentes le long des épiphyses radiales
inférieures. Alors que la douleur provoquée par des mouvements passifs dans l'articulation du poignet est supporta-
ble, celle qui résulte de la pression sur l'épiphyse du radius
arrache des cris au malade. Au tibia, le fait est encore plus
apparent ; pendant la nuit, le malade éprouve dans ses jambes de vives douleurs qu'on pourrait qualifier d'ostéocopes ;
la pression tout le long des tibias détermine une douleur
extrême.

L'os n'est pas seul lésé : les deux jambes présentent de
nombreuses varicosités, la pression des masses musculaires
est sensible.

L'observation numéro 2 nous présente un autre type de
rhumatisme : le rhumatisme musculaire. Dez, dans sa thèse
de Lyon, 1905-1906, a réuni 25 observations de ce rhumatisme musculaire chez les tuberculeux. On peut voir toute
une gamme de formes cliniques ; ce sont de simples myalgies
passagères et peu intenses, ou bien le muscle peut présenter de véritables lésions d'induration fibreuse et de myosite
provoquant de vives douleurs. Ces myalgies s'accompagnent
souvent de troubles divers de la sensibilité, hyperesthésie ou
peresthésie, arthralgie, céphalées. La date d'apparition est
extrêmement variable. Ces myalgies peuvent apparaître à
la période de germination, alors que rien aux sommets ne
permet de faire le diagnostic clinique. Souvent on les observe
aussi dans les périodes très avancées de la bacillose.

Notre malade du numéro 2 présentait un rhumatisme musculaire particulièrement douloureux ; elle est entrée à l'hôpital en proie à des douleurs généralisées ; non seulement ses
articulations ne lui permettaient le moindre mouvement,
mais encore un contact, si léger fût-il, sur n'importe quelle

partie du corps, lui arrachait des cris. Cette myalgie résiste
à tous les traitements : salicylate, aspirine, pyramidon, antipyrine, et ne disparaît que peu à peu, au bout de quelques
mois.

Nous pouvons faire entrer dans le cadre des manifestations
rhumatismales chez les tuberculeux les troubles nerveux. Ils
se rapprochent beaucoup de ce que nous avons décrit sous le
nom de myalgies et d'ostéalgies et sont d'observation courante. Pendant la période de germination, avant toute autre
lésion tuberculeuse, les troubles nerveux se manifestent par
des troubles de la sensibilité : hyperesthésie cutanée, musculaire, douleurs spontanées, névralgies thoraciques intercos-
tales sciatiques, etc. La névralgie sciatique a été signalée par
un grand nombre d'auteurs : Perroud, Leudet, Landouzy.
« Songez, comme dit Landouzy, qu'en plus d'une occasion
la sciatique pourra vous inviter soit à redouter, soit à dépis-
ter une tuberculose commençante. »

Les troubles de la motilité consistent en fatigue musculaire rapide et généralisée sans proportion avec l'amaigrissement ou les lésions pulmonaires.

A la période de tuberculose confirmée avec ramollissement
et excavations, nous retrouverons aussi des troubles nerveux
en particulier, des névralgies et névrites tenaces. Disons en
passant que la cause des troubles nerveux ne semble pas
être la même à la période de germination et à la période de
tuberculose ouverte avec associations microbiennes : dans le
premier cas la toxine du bacille de Koch semble être responsable ; dans le second cas, les infections secondaires.

Nous verrons dans une étude d'ensemble de grouper toutes les manifestations rhumatismales qui peuvent se rencontrer chez les tuberculeux articulaires ou abarticulaires. Il

faut remarquer que, ce faisant, nous avons esquissé le tableau du rhumatisme chronique tout entier.

Il nous reste maintenant dans un chapitre critique, à étudier chez les malades les relations de ces rhumatismes avec la tuberculose.

Chaque fois que les Lyonnais observent un tuberculeux qui fait du rhumatisme, ils disent : rhumatisme de cause tuberculeuse ; chaque fois qu'un rhumatisant devient tuberculeux, ils disent : rhumatisme tuberculeux primitif. Nous allons essayer de montrer les exagérations de ces affirmations.

C. — Critique Clinique

Le critérium qui nous permettrait d'affirmer la nature tuberculeuse d'une manifestation rhumatismale ne nous est donné ni par l'anatomie pathologique, ni par la bactériologie. La clinique nous le donnera-t-elle ? c'est ce que nous allons maintenant examiner. Les arguments qu'elle pourra nous fournir peuvent paraître peu probants à des yeux trop dogmatiques, cependant il est digne de remarque que deux des formes les mieux établies de rhumatisme infectieux : le rhumatisme gonococcique et le rhumatisme scarlatin ne le sont que sur des arguments cliniques qui ont cependant emporté la conviction. Dans les diverses formes du rhumatisme gonococcique, la recherche de l'agent spécifique a été faite par de nombreux auteurs. Quelques-uns ont eu des résultats positifs, mais ils sont loin d'être les plus nombreux et un homme de la compétence de Widal a pu écrire que, comme la plupart des bactériologistes qui se sont occupés de la question, il n'a jamais trouvé dans le liquide articulaire aucun microbe, et pourtant il l'a cherché en particulier dans sept cas d'arthrite séro-purulente.

Inutile de dire que pour la scarlatine la constatation au niveau des articulations malades de la présence de l'agent pathogène n'a pu être faite, puisque cet agent ne nous est pas encore connu. Pour l'un et l'autre de ces cas, les lésions constatées sont-elles aussi dépourvues de spécificité ; ce sont des lésions qui sont comparables à celles décrites dans l'arthrite rhumatismale aiguë. Ainsi la présence du rhumatisme blennorrhagique et du rhumatisme scarlatin n'a été établie ni sur des constatations bactériologiques ni sur des constatations anatomiques, cependant personne ne songe à la mettre en doute. C'est que leur physionomie clinique est tout à fait particulière et que cette physionomie spéciale ne leur est pas donnée seulement par la coexistence d'une blennorrhagie ou d'une scarlatine, mais par une marche, une symptomatologie, une localisation particulières qui à elles seules renseignent déjà sur la cause pathogène. Pour le rhumatisme tuberculeux en est-il de même, c'est ce que nous allons rechercher maintenant. Pour cela il nous faudrait prendre toutes les observations publiées, en faire la critique et en extraire si possible cette caractéristique clinique que nous recherchons. Il serait fastidieux de se livrer à un pareil travail, mais du moins pouvons-nous rapprocher les uns des autres quelques cas cliniques, les grouper et critiquer ensuite chacun des groupes ainsi formés. Nous terminerons enfin en discutant nos propres observations.

Les cas publiés comme étant du rhumatisme tuberculeux peuvent être divisés en trois classes :

1° Cas où la marche spéciale ou la localisation spéciale

de la tuberculose donnent une allure rhumatoïde à une affection qui n'a rien de rhumatismal ;

2° Cas où les manifestations rhumatismales évoluent chez un sujet en instance de tuberculose ;

3° Cas où rhumatisme et tuberculose évoluent en même temps.

Les observations du premier groupe sont plus fréquentes qu'on ne croit. C'est ainsi que dans certains cas la granulie attaque d'abord les synoviales articulaires, et le diagnostic de rhumatisme vient tout d'abord à l'esprit. Dans cet ordre d'idées l'on peut *rappeler* une observation typique de Laveran, rapportée par Verhoogen, où une tuberculose aiguë débute par de vives douleurs au niveau des articulations des genoux et des cous-de-pied, qui sont tuméfiés et douloureux à la pression. Puis quinze jours après seulement les symptômes thoraciques, d'abord absents, prennent le dessus, et le malade meurt. L'autopsie découvre une granulie généralisée au poumon et à la plèvre, au péritoine, à l'intestin, au foie, à la rate, au système nerveux central, aux reins et aux synoviales articulaires des deux genoux.

Le diagnostic de rhumatisme tuberculeux peut aussi être porté dans les cas de tumeur blanche, notamment quand le début de la tuberculose ostéo-articulaire se marque par un épanchement plus ou moins abondant de liquide. Les ouvrages classiques insistent presque tous sur la difficulté de ce diagnostic et les trouvent si grandes que c'est le plus souvent à l'évolution ultérieure de la maladie qu'ils conseillent de recourir pour le faire. Quoi qu'il en soit, ce n'est ici qu'un petit côté de la question, et nous allons maintenant étudier les deux autres groupes d'observations dans lesquelles les malades sont des tuberculeux faisant des manifestations rhumatismales.

Le premier comprend les sujets qui font du rhumatisme au début d'une tuberculose. C'est ce que les Lyonnais appellent le rhumatisme tuberculeux primitif. Mazol, qui a choisi ce type clinique comme sujet de sa thèse inaugurale, en a rapporté un certain nombre d'observations ; dans aucun cas il ne cite une particularité symptomatologique qui puisse caractériser le rhumatisme soi-disant tuberculeux. Pour lui, un séro d'Arloing positif (obs. I, obs. II) chez un rhumatisant suffit pour parler de rhumatisme tuberculeux ou bien encore des constatations stéthoscopiques dans le genre de celle-ci (obs. III) : « respiration un peu obscure, un peu de matité, bruits un peu sourds ». On sait combien sont au point de vue clinique sujets à réserve les résultats donnés par le séro d'Arloing ; quant aux autres signes, un peu de suggestion peut bien faire trouver un peu de matité, etc. Mais cet auteur, avec tous les Lyonnais, emploie pour déterminer la nature spécifique des manifestations rhumatismales un argument un peu particulier : c'est l'impuissance du salicylate. Pour eux, tout ce qui résiste à cet agent médicamenteux ne mérite pas d'être considéré comme du rhumatisme franc. Ici nous ne pouvons mieux faire que de citer Verhoogen : « Singulier argument pour qui sait combien souvent le salicylate et l'antipyrine demeurent inefficaces contre les accidents du rhumatisme franc, même chez des sujets exempts de toute localisation tuberculeuse ; combien aussi cette même médication rend des services dans les affections autres que le rhumatisme franc. Et cependant, l'argument revient dans presque tous les cas publiés jusqu'ici ; la force en paraît même telle que l'on décrète *ipso facto* de bacillose latente un sujet qui ne présente absolument rien d'insolite, qui ne deviendra tuberculeux que beaucoup plus tard ou même pas du tout. »

Restent enfin les cas où rhumatisme et tuberculose évoluent en même temps chez un même sujet. Deux écoles sont alors en présence : les uns ne veulent voir dans l'évolution simultanée de ces deux maladies qu'une coïncidence, d'autres veulent que la tuberculose joue le grand rôle dans la genèse des accidents rhumatismaux. Quelles preuves apportent-ils à l'appui de leur dire ? L'épreuve du salicylate est encore leur meilleur cheval de bataille ; nous venons de dire le cas qu'il faut en faire. Enfin, Poncet, oubliant toutes les particularités de marche, d'allure, de symptômes qui caractérisent l'arthrite gonococcique, écrit : « N'a-t-on pas le droit de conclure que de même que chez un blennorrhagien indemne d'une autre affection une manifestation articulaire spontanée quelconque doit être considérée comme étant *a priori* de nature blennorrhagique, toute arthrite chez un tuberculeux doit être aussi et de la même façon rapportée à la tuberculose ? » Nous répondrons à Poncet que pour assimiler le rhumatisme blennorrhagique au rhumatisme tuberculeux, il faudrait assigner à ce dernier des caractères cliniques aussi nets, aussi précis qu'au premier.

Ainsi donc pour différencier le rhumatisme tuberculeux d'un rhumatisme évoluant chez un tuberculeux, nous ne possédons ni preuve clinique, ni preuve bactériologique, ni argument clinique. Est-ce à dire qu'il n'existe pas ? Nous ne le pensons pas. Les accidents arthralgiques sont trop fréquents chez les tuberculeux pour que dans certains cas la tuberculose ne soit pas reliée au rhumatisme par une relation de cause à effet. Nous sommes pour le moment impuissante à faire la preuve de l'existence de cette relation, mais nous n'en sommes pas moins convaincue qu'elle peut exister. D'autre part l'étude bactériologique que nous avons précédemment faite nous a éclairée sur le mécanisme probable de celle relation. Tantôt la tuberculose agit par action directe des poisons diffusibles qu'elle répand dans l'organisme, tantôt par leur action indirecte, ceux-ci favorisant celle des microorganismes d'infection secondaire et de leur toxine.

Nous venons de voir que quand tuberculose et rhumatisme coexistaient, il pouvait y avoir entre eux coïncidence simple, relation étiologique indirecte et relation étiologique directe. Nous avons rapporté avec le plus de détails possible, quatre observations prises dans l'année 1906-1907, nous allons essayer de préciser par l'étude clinique de chacune d'elles, les rapports entre la tuberculose et le rhumatisme.

Notre observation n° 1, à première vue et sans recherche minutieuse des antécédents héréditaires et personnels, nous montre bien le type du rhumatisme tuberculeux. Bacillaire avéré ; depuis 4 mois déjà, le malade présente du rhumatisme articulaire et osseux, à évolution subaiguë ; le rhumatisme est sous l'influence de causes diverses, l'hérédité d'abord, et ensuite le rhumatisme articulaire aigu, grave, qui a évolué à l'âge de 18 ans.

Les Lyonnais (voir thèse Mazol) considèreraient presque à coup sûr ce rhumatisme aigu comme un rhumatisme tuberculeux primitif. Cependant le malade nous a décrit sa maladie comme un rhumatisme articulaire aigu, typique, ayant disparu sans laisser de traces apparentes. Si le malade est, sans doute, devenu ensuite tuberculeux vers l'âge de 32 ans, mais sous l'influence de causes diverses et en particulier l'hérédité et l'alcoolisme, la bacillose est, dans ce cas, secondaire au rhumatisme sans qu'il y ait entre eux aucune relation de cause à effet. La chose importante à étudier est la valeur des divers éléments étiologiques dans la poussée rhumatismale actuelle.

Il est bien certain que le rhumatisme maternel, la maladie

grave survenue à 18 ans, sont des facteurs prédisposants importants ; ils ont laissé les articulations dans un état de moindre résistance. La tuberculose et l'alcoolisme survenus plus tard ont déterminé le rhumatisme chronique actuel.

L'évolution phlegmasique doit nous faire rejeter le diagnostic de tumeur blanche et d'arthrite bacillaire à lésions spécifiques.

Devons-nous admettre dans les articulations et les os, l'existence de rares microbes produisant une tuberculose inflammatoire ? L'absence d'exsudat interdisant toute inoculation et tout examen direct, nous empêche de l'affirmer, d'autant plus que chaque fois que, dans des cas analogues, on a recherché les bacilles, on ne les a pas trouvés.

Nous pouvons en dernière analyse, nous trouver en présence :

1° D'un *rhumatisme* produit par des toxines tuberculeuses agissant seules sur des articulations déjà en état de moindre résistance.

2° D'un rhumatisme produit par les microbes d'association qui rejettent à la surface des ulcérations pulmonaires.

3° D'un rhumatisme chronique banal.

La seconde hypothèse est donc satisfaisante. Bien souvent, on peut remarquer que des malades non tuberculeux, avec des lésions de bronchite chronique et de dilatation des bronches, présentent des déterminations rhumatismales analogues à celles que nous étudions.

Nous nous rappelons en particulier un malade, n° 11, qui était dans la salle Combal, en même temps que le n° 30 et qui, dilaté bronchique, sûrement non tuberculeux, présenta à plusieurs reprises de la sciatique double et des troubles rhumatismaux, arthralgiques et ostéalgiques divers. Les toxines tuberculeuses, dans ce cas, ne peuvent pas être mises en cause mais bien les associations microbiennes. Enfin, il est encore possible que notre n° 30, Combal, tuberculeux avéré, fasse un rhumatisme chronique banal. Nous serions disposée cependant à écarter cette hypothèse à cause de l'aspect un peu spécial du rhumatisme (ostéalgies).

Nous pensons donc que notre malade n° 30 est un prédisposé articulaire, qui sous l'influence des microbes d'association dans ses lésions pulmonaires fait du rhumatisme chronique infectieux.

Notre observation n° 2 nous présente une forme musculaire typique du rhumatisme chronique. Chez elle aucun antécédent à signaler. Le logement humide et la profession de blanchisseuse exercée pendant 2 ou 3 mois ne paraissent pas être des causes prédisposantes importantes. La malade est sûrement bacillaire ainsi que le prouve l'auscultation et l'épreuve du vésicatoire. Mais sa bacillose est tout à fait au début et non ouverte. L'examen minutieux ne permet de déceler aucune cause au rhumatisme ; ni blennorrhagie présente ou passée, ni une infection quelconque. Pour être impartial dans ce cas, il faut bien admettre que la tuberculose est la cause directe du rhumatisme. Provoque-t-elle ce dernier en répandant dans les articulations, les muscles, dans tout l'organisme enfin des microbes atténués produisant la tuberculose inflammatoire, il n'y a aucune raison pour l'affirmer, mais les toxines diffusibles du bacille de Koch, qui provoquent de l'hyperthermie sont bien capables de provoquer des douleurs articulaires. Le cas que nous venons de discuter nous paraît donc être un rhumatisme bacillaire par toxinhémie.

Notre observation n° 3 est toute différente ; la malade, qui a souffert déjà du rhumatisme dans sa jeunesse, présente peu de temps après la première poussée un véritable rhumatisme chronique déformant, continuation du rhumatisme articulaire aigu de l'enfance. Sur ces entrefaites, pour une cause quelconque, elle devient tuberculeuse, ainsi que le prouvent l'auscultation et le séro d'Arloing. Il s'agit évidemment d'une simple coïncidence. Le rhumatisme est la chose importante chez cette malade, la bacillose est l'accessoire.

Ainsi donc, ayant recherché soigneusement le rhumatisme tuberculeux dans le service de M. le professeur Carrieu, si riche en bacillaires, nous n'avons cru le trouver que trois fois.

A l'analyse il nous reste :

1° Un rhumatisme musculaire pour toxines tuberculeuses ;

2° Un rhumatisme ostéalgique de cause bacillaire indirecte.

Nous pouvons donc tirer les conclusions suivantes :

CONCLUSIONS

a) Rhumatisme et tuberculose coexistent assez souvent, mais dans ces cas la tuberculose est rârement la cause du rhumatisme ;

b) La tuberculose produit quelquefois du rhumatisme au début de son évolution par des toxines diffusibles ; le plus souvent elle se produit indirectement et à une période avancée par des associations microbiennes ;

c) La doctrine de la tuberculose inflammatoire est une pure hypothèse qui par sa conception même pousse à exagérer le rôle de la tuberculose.

INDEX BIBLIOGRAPHIQUE

Andrieu. — Rhumatisme tuberculeux. Thèse Lyon 1903.

Anloing et Courmont. — Valeur du rhumatisme tuberculeux dans le diagnostic précoce de la tuberculose. Presse médicale, 1900.

Barbier (H.). — Rhumatisme tuberculeux chez l'enfant. Bulletin médical, 21 mars 1903.

Bérard et Destot. — Polyarthrite tuberculeuse déformante. Congrès de chirurgie, 1897.

Bérard et Maillard. — Pseudo-rhumatisme infectieux d'origine bacillaire. Gazette hebd. de méd. et de chir., 1900.

Beutter. — Rhumatisme tuberculeux. Soc. méd. de Lyon, 1905.

Bezançon. — Pseudo-rhumatisme tuberculeux. Soc. acad. des Hôpitaux, 1901-1903.

Bernard et Salomon. — Lésions non folliculaires expérimentales dues au bacille de Koch. Archives de méd. expérimentale, 1905.

Briffaut. — Des polyarthrites tuberculeuses. Thèse de Lyon, 1905-1906.

Certalune. — Recherches récentes sur la tuberculose des séreuses. Revue de la Tuberculose, 1900.

Courmont. — Le séro-diagnostic dans les formes atténuées de la tuberculose. Soc. médic. de Lyon, 1905.

Cubertafon. — Des arthrites tuberculeuses à forme rhumatismale. Thèse de Paris, 1903.

Destot. — Caractères radiographiques comparés de la goutte, du rhumatisme chronique et de la tuberculose. Lyon-Médical, 1897.

Dez. — Du rhumatisme musculaire tuberculeux. Thèse de Lyon, 1905-1906.

Dieulafoy et Griffon. — Pseudo-rhumatisme tuberculeux primitif. Soc. méd. des Hôpitaux, 1903.

Don. — La tuberculose articulaire. Gazette des Hôpitaux, 1906.

Gély. — Névrites tuberculeuses. Thèse Montpellier, 1905-1906.

Level. — Du rhumatisme tuberculeux. Lyon, 1903.

Mauclaire. — Les arthrites tuberculeuses d'origine rhumatismale. Bulletin médical, 1903.

Mazot. — Rhumatisme tuberculeux primitif. Thèse de Lyon, 1905-1906.

Patel. — Rhumatisme tuberculeux chronique. Gazette hebd. de médecine, 1907.

—— Sur un cas de rhumatisme tuberculeux vertébral aigu. Gazette hebd. de médecine, 1902.

Poncet. — Polyarthrite tuberculeuse déformante. Congrès français de chirurgie, 1897.

—— Du rhumatisme tuberculeux. Soc. de médecine de Lyon, 1900.

—— Rhumatisme tuberculeux. Académie de médecine, 23 juillet et 20 octobre 1901.

—— Rhumatisme tuberculeux abarticulaire. Académie de médecine, 1902.

—— Leçons cliniques à l'Hôtel-Dieu, 1900-1903.

—— Rhumatisme tuberculeux. Bulletin médical, 1907.

—— Polyarthrite et synovites tendineuses aiguës d'origine bacillaire. Gazette des Hôpitaux, 1903.

—— Tuberculose septicémique rhumatismale, spécifique ou classique. Lyon-Médical, 1903, et Archives internationales de chirurgie, 1903.

Poncet et Maillaud. — Rhumatisme tuberculeux. Œuvre médico-chirurgicale, 1903.

Poncet et Leriche. — Tuberculose inflammatoire et localisations ostéo-articulaires. Lyon-Médical, 1906. Académie des sciences, 1906.

—— Rhumatisme tuberculeux ankylosant. Soc. médic. des Hôpitaux, 1903. Académie des sciences, 1903.

—— Rhumatisme tuberculeux polyarticulaire aigu. Gaz. des Hôpitaux, 1904.

Saussines. — Rhumatisme chronique chez un tuberculeux. Thèse de Montpellier, 1906.

Teissier et Roques. — Traité de médecine Brouardel et Gilbert.

Teissier. — Rapport au Congrès de Liège, 1905.

Verhoofen. — Rhumatisme chronique. Rapport au Congrès de Liège, 1905.

Wiart et Coutelas. — Arthropathies tuberculeuses. Revue de la Tuberculose, 1905.

Villedieu. — Rhumatisme tuberculeux. Sciatique d'origine tuberculeuse. Thèse de Lyon, 1902.

Nota. — Nous n'avons cité que les publications les plus récentes et celles dont nous nous sommes servie. On trouvera la bibliographie plus complète dans la Revue publiée en 1903 par Poncet et Maillaud (Rhumatisme tuberculeux).

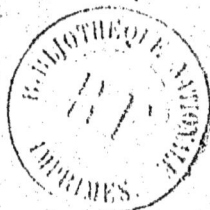

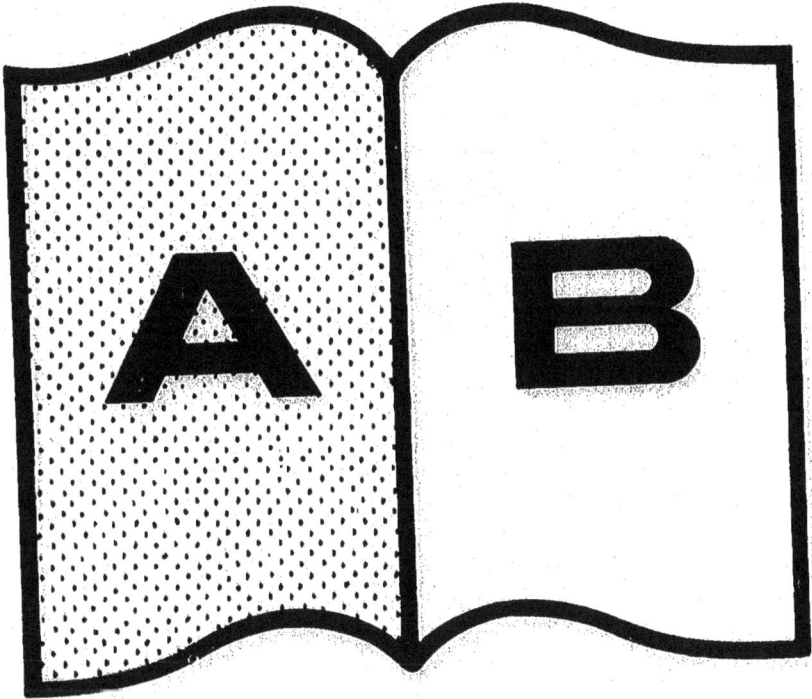

Contraste insuffisant

NF Z **43**-120-14

www.ingramcontent.com/pod-product-compliance
Lightning Source LLC
Chambersburg PA
CBHW071753200326
41520CB00013BA/3238